中医药文化进校园科普读本
（小学生版）

国医故事会

主编　卢翠荣

人民卫生出版社

图书在版编目（CIP）数据

国医故事会 / 卢翠荣主编 . —北京：人民卫生出版社，2021.8

（中医药文化进校园科普读本：小学生版）

ISBN 978-7-117-30183-1

Ⅰ. ①国… Ⅱ. ①卢… Ⅲ. ①中国医药学 – 少儿读物 Ⅳ. ①R2-49

中国版本图书馆 CIP 数据核字（2020）第 118056 号

| 人卫智网 | www.ipmph.com | 医学教育、学术、考试、健康，购书智慧智能综合服务平台 |
| 人卫官网 | www.pmph.com | 人卫官方资讯发布平台 |

中医药文化进校园科普读本（小学生版）
国医故事会

主　　编：卢翠荣
出版发行：人民卫生出版社（中继线 010-59780011）
地　　址：北京市朝阳区潘家园南里 19 号
邮　　编：100021
E - mail：pmph @ pmph.com
购书热线：010-59787592　010-59787584　010-65264830
印　　刷：北京盛通印刷股份有限公司
经　　销：新华书店
开　　本：710×1000　1/16　印张：6
字　　数：70 千字
版　　次：2021 年 8 月第 1 版　2021 年 8 月第 1 版第 1 次印刷
标准书号：ISBN 978-7-117-30183-1
定　　价：25.00 元

打击盗版举报电话：010-59787491　E-mail：WQ @ pmph.com
质量问题联系电话：010-59787234　E-mail：zhiliang @ pmph.com

中医药文化进校园科普读本（小学生版）
编写委员会

主　编

卢翠荣

副主编

李志远　聂佳曼　李　悦　马海洋
孙冠婴　薛文铮

编　委

高　喆　郭　斌　陈　丽　葛玉芹
李素芳　张慧康　王文涛　李博玉
成妍霏　张海东

中医药文化进校园科普读本
组织委员会

党的十八大以来，以习近平同志为核心的党中央高度重视中医药事业的发展，从党和国家事业全局出发，把发展中医药事业作为健康中国建设的重要内容进行了全面部署，为新时代中医药振兴发展指明了方向，提供了遵循。习近平总书记指出，中医药学包含着中华民族几千年的健康养生理念及其实践经验，是中华文明的一个瑰宝，凝聚着中国人民和中华民族的博大智慧。当代青少年对中医药文化十分感兴趣，对中医药知识非常渴求，中医药文化的教育普及应从青少年一代抓起。作为中医药工作者，要深入贯彻落实习近平总书记系列重要讲话精神，进一步发掘中医药宝库中的精华，充分发挥中医药的独特优势，大力宣传和推广中医药文化，弘扬中华优秀传统文化，从基本的中医理论和理念切入，了解、继承中华优秀传统文化，为青少年搭建认知中医药的文化载体和传播平台，为中医药事业的健康发展奠定基础。

《国医故事会》兼顾了语言的准确性、内容的专业性和手法的艺术性，或是根据历代记载，或是出于传说典故，创作有根据，阅读有内容，是普及和宣传中医药文化的有效载体，对于弘扬和推广中医药文化具有教育意义和现实意义。该读本将漫画与传统文化、中医药文化元素相结合，是中医药文化弘扬和教育的新方法、新途径，相信能够激发更多的青少年了解中医、喜爱中医、信赖中医、学习中医。

希望此书出版以后，可供更多青少年阅读、学习，教育引导青少年切实把中医药这一祖先留给我们的宝贵财富继承好、发展好、利用好，不断弘扬中华优秀传统文化，增强民族自信和文化自信。

本书在编写过程中，得到了许多专家、学者的关怀和指导，对编写内容、漫画风格、插图形式等提出了许多颇有指导性的意见和建议，对提高本书的质量有很大帮助，在此表示衷心的感谢和诚挚的敬意。

我们虽然做了大量的工作，但通过漫画形式进行中医药文化科普宣传实属一次有益的探索和实践，诚恳地希望业内专家和广大读者朋友多提宝贵意见。

编者

2020 年 3 月

目录

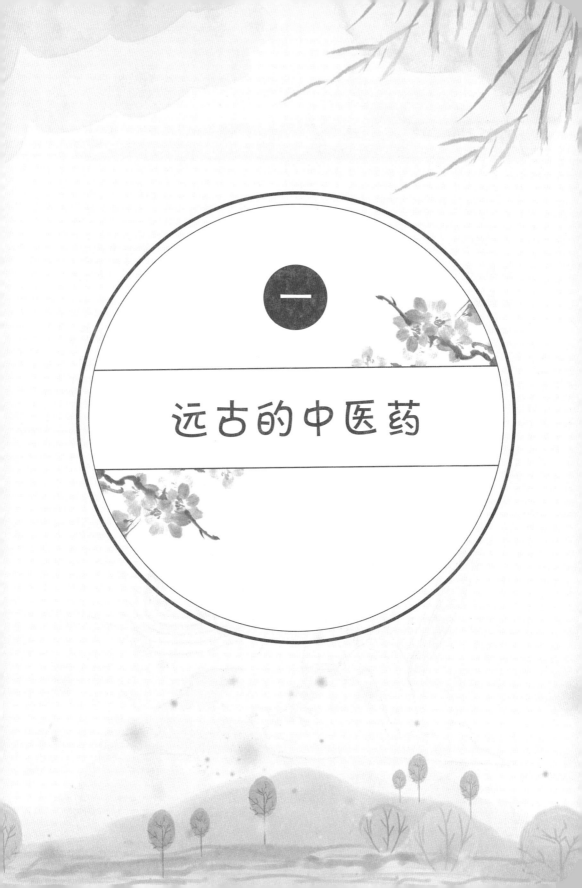

一

远古的中医药

伏羲（xī），又称"太昊（hào）"，是古代传说中中华民族的人文始祖，是中国古籍中记载的最早的王，是中国医药鼻祖之一。相传伏羲观察天地万物的变化，发明创造了阴阳八卦，他结绳为网，用来捕鸟打猎，并教会了人们渔猎的方法，发明了乐器瑟（sè），创作了曲子。伏羲称王一百一十一年以后去世，留下了大量关于他的神话传说。

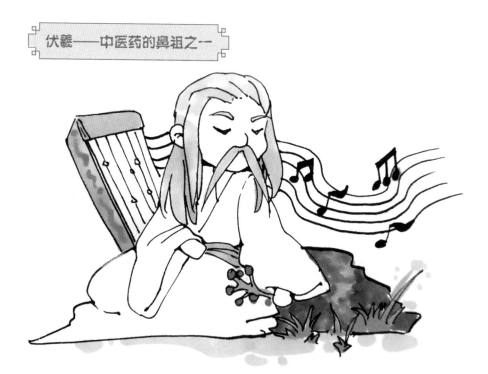

　伏羲——中医药的鼻祖之一

相传有一天伏羲在河里捕鱼,捉到一只白龟,他赶快挖了一个大水池,把白龟养了起来。一天,伏羲正在往白龟池里放食物,有人跑来说河里出了怪物。他来到河边一看,只见那怪物说龙不像龙,说马不像马,在水面上走来走去,如履平地。伏羲走近水边,那怪物竟然来到伏羲面前,老老实实地站那儿一动不动。伏羲仔细审视,见那怪物背上长有花纹:"一六居下,二七居上,三八居左,四九居右,五十居中。"伏羲将怪物背上的花纹照着画下来。他刚画完,龙马大叫一声腾空而起,转眼就不见了。大家围住伏羲问:"这是个什么怪物呀?"伏羲说:"它像龙又像马,就叫它龙马吧。"

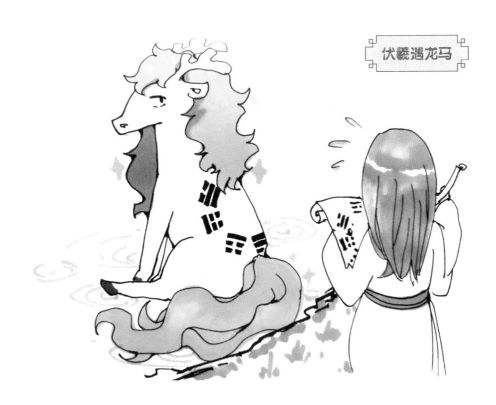

伏羲遇龙马

　　伏羲坐在地上仔细琢磨描画下来的花纹，怎么也解不开其中的奥妙。这天他坐在白龟池边思考，忽然听到池水哗哗作响，定睛一看，白龟从水底游到他面前，两眼亮晶晶地看着他，接着向他点了三下头，脑袋往肚里一缩，卧在水边不动了。他面对白龟聚精会神地观察起来。渐渐地，他发现白龟盖上的花纹中间五块，周围八块，外圈儿十二块，最外圈儿二十四块，顿时心里亮堂了，悟出了天地万物的变化规律只是一阴一阳而已，伏羲画出的八种不同图案就是我们所说的八卦图。

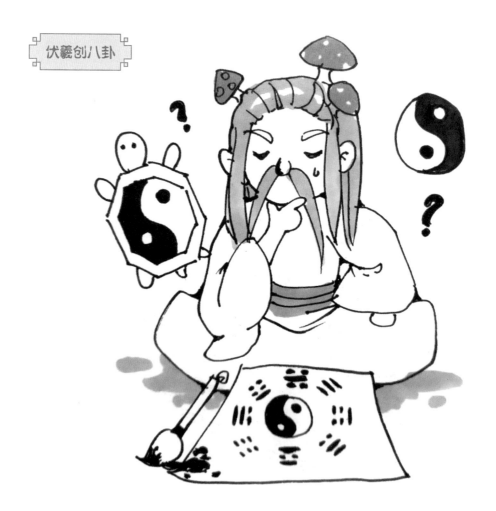

伏羲创八卦

2. 神农尝百草

神农又被称为"炎帝"，是中国上古部落联盟首领，传说中他遍尝百草，辨别药物作用，发明农具，教人种植五谷，圈养家畜，所以被尊称为"神农"，又因为他教人制作陶器、使用火，所以又被称为"炎帝"。

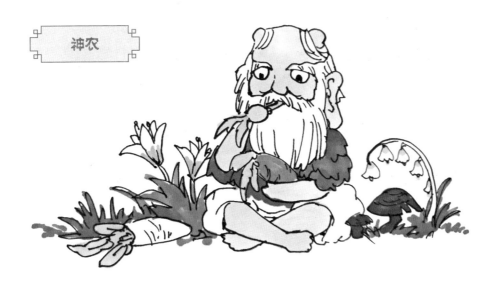

神农

传说在上古时期，人们还分不清五谷和杂草，也不知道哪些植物能吃，哪些植物有毒，大家经常因为吃错东西而得病死去。身为首领的神农氏不忍心看着大家这么难受，于是他决定遍尝百草，就带着一些人走进茫茫大山中，去寻找可以治病的药，一路上非常辛苦。

　　也不知道走了多少天，走得神农氏腿也肿了，脚底也长了茧，终于到了一座大山脚下。突然，从山谷里跑出好几只老虎挡住了神农氏等一群人，每只老虎都张着血盆大口，不断吼叫。神农氏让人用鞭子驱赶老虎，鞭子打在老虎身上，出现了一道道疤纹，后来就成了老虎身上的花纹。

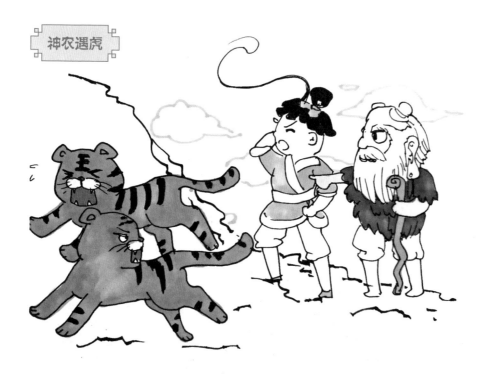

神农遇虎

　　老虎被赶走后，神农氏他们一群人就搭木梯子一点点爬上了山，看到山上长满了奇花异草，真是好看极了，神农氏就一种一种地用嘴尝。后来不知过了多少年月，神农氏终于把山上的草都尝了个遍，并且把有毒的、可以治病的、可以当作粮食的都区分了出来，写成了一本书，叫做《神农本草经》，这样老百姓们就有了粮食可以充饥，有了药物可以治病，而且也不会像以前那样经常因为吃错东西而发生中毒的事故了。

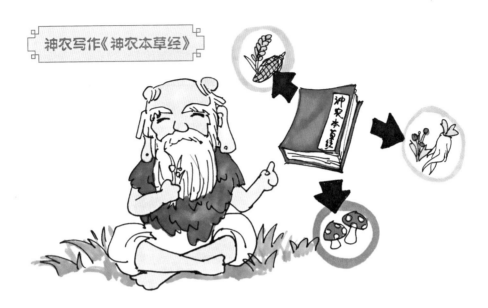

神农写作《神农本草经》

　　最后，神农氏因为不小心吃了一种叫作断肠草的草药，中毒死去。人们为了纪念神农氏的功劳，把他采药的这座山起名为神农架。

黄帝,号轩辕(yuán)氏,为上古华夏部落联盟首领,中国远古时代华夏民族的共主,五帝之首。黄帝在位期间,大力发展农业生产,他的妻子嫘(léi)祖发明养蚕缫(sāo)丝、制作衣服,他命令仓颉(jié)造字,与天师岐(qí)伯、雷公讨论医理,写成《黄帝内经》,除此之外,黄帝在定音律、建房屋、造舟车等方面做了很多开创性的工作,被尊为中华"人文初祖"。黄帝与炎帝合称"炎黄",所以中国人称自己为"炎黄子孙"。

黄帝与妻子

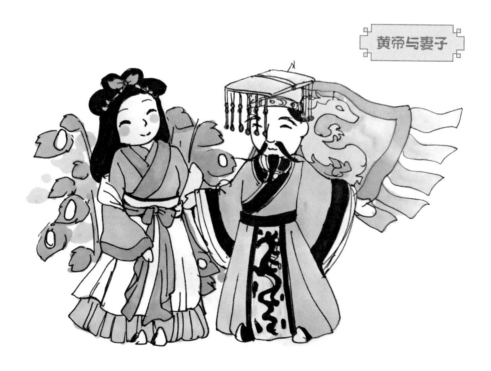

岐伯是中国上古时期最有声望的医学家,精于医术脉理,后世尊称为"华夏中医始祖""医圣"。相传黄帝坐明堂,与岐伯互相探讨医学,黄帝询问,岐伯作答,中医经典著作《黄帝内经》便是根据黄帝与岐伯的问答内容而写成的,其中阐述了中医的医学理论,显示了岐伯高深的医学造诣(yì)。因此,中医也被称为"岐黄"或"岐黄之术"。

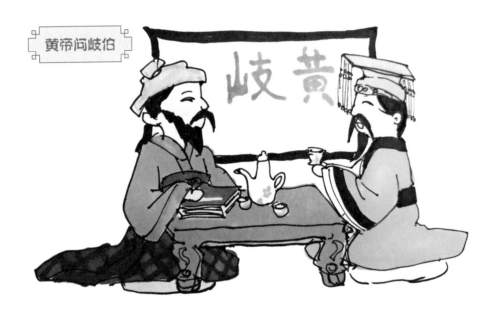

黄帝问岐伯

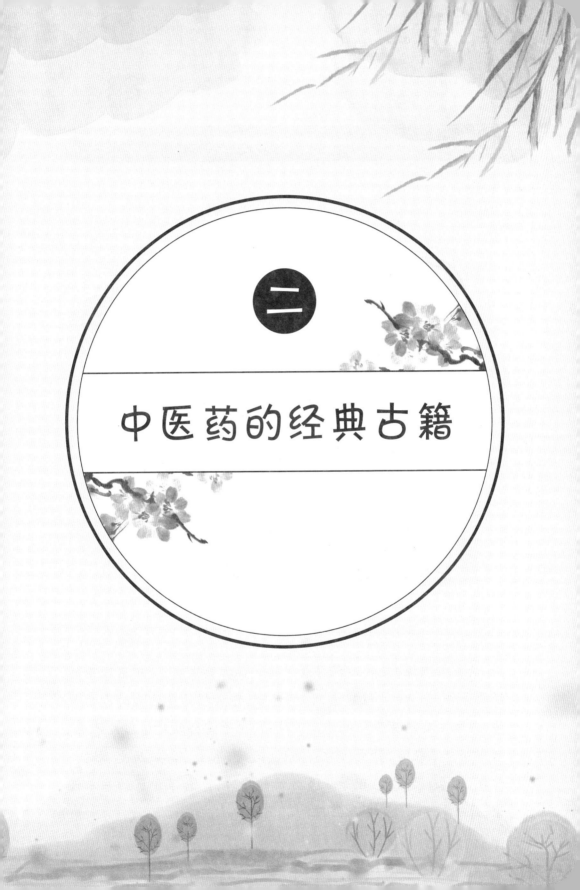

二

中医药的经典古籍

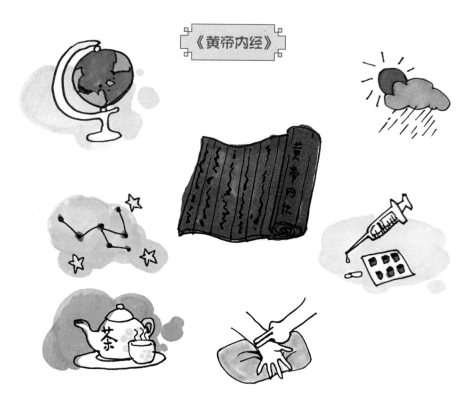

《黄帝内经》

　　《黄帝内经》是我国现存最早的一部古典医籍,是中医理论的经典著作,分为《灵枢》《素问》两部分,作者相传是远古时期的黄帝,内容主要以黄帝与他的天师岐伯、臣子雷公的对话形式记录。书中包含了经络、针灸、诊病、病机、治病、养生、哲学、历史、社会、心理、气象、天文、地理等很多方面的内容,包含了中医的基本理论,是一本综合性的医学书籍。

　　经过历代医家考证,认为《黄帝内经》是战国到秦汉时期的众多医家整理而成,书中主要内容有整体观念、阴阳五行、藏(zàng)象、经络、病因、病机、治疗、诊病、养生、五运六气等,《黄帝内经》的出现标志着中医理论体系的形成。

2.《神农本草经》

《神农本草经》是我国现存最早的药学书籍，作者相传是上古时期的神农氏。

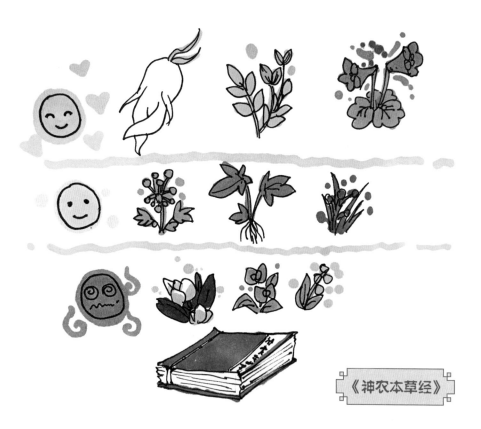

《神农本草经》

传说在上古时期，神农氏到各地采摘花草，放到嘴里尝试，品尝并辨别药性，这就是"神农尝百草"故事的由来。后来，他将尝出来的药总结成一本书，就叫做《神农本草经》。

　　经过现代研究考证,《神农本草经》实际上是战国到秦汉时期的众多医家整理成的一本书,书中一共记载了365种中药,分为上、中、下三品。上品药大多具有滋补作用,包括我们常用的人参、甘草、地黄等,中品药大部分无毒,可以祛邪抗病、补虚扶正,如当归、百合、麻黄等,下品药大部分有毒,药性峻烈,如乌头、甘遂(suí)、巴豆等。

　　《黄帝八十一难经》，简称《难经》，这里的"难（nàn）"是发难、疑问的意思。这本书的作者相传是战国时期的秦越人（又称扁鹊），全书共讨论了八十一个问题，所以书名又叫《八十一难》，书中主要内容包括了中医的基础理论，主要有脉诊、脏腑、经脉、腧（shù）穴等内容，这本书丰富了中医的理论体系。

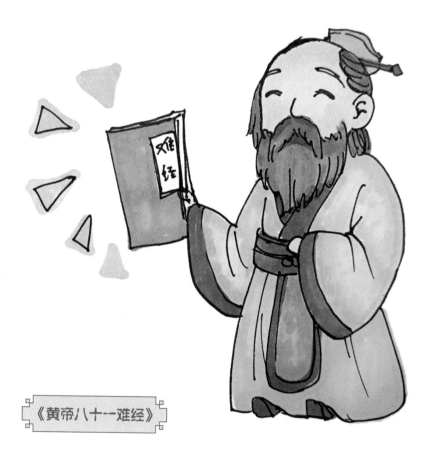

《黄帝八十一难经》

扁鹊原名秦越人，是春秋战国时期渤海郡鄚（mào）（现在河北任丘）人。扁鹊本是赵国一家旅社的社长，受到长桑君的指点学习医学，成为一代名医。有一次扁鹊来到虢（guó）国，听说虢国太子得病刚刚去世，扁鹊向虢国的人询问了一下关于太子得病的症状和去世时的情形，经过一番分析，扁鹊断定太子并没有死，而是得了"尸厥（jué）证"，于是请求进宫为太子治病。得到允许后，扁鹊用针石来刺太子头顶上的百会穴，又用了一些药，不一会儿，太子竟然坐了起来，并恢复了正常，经过扁鹊的调养，两天后，太子完全恢复了健康。从此以后，人们都传言扁鹊能"起死回生"，但扁鹊否认说，他并不能救活死人，只是把应当活的人的病治愈罢了。

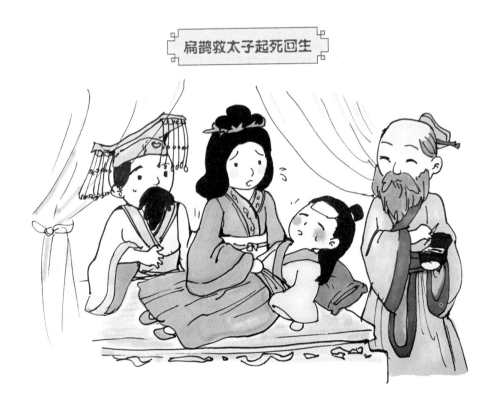

扁鹊救太子起死回生

扁鹊善于运用"望、闻、问、切"四诊法,对病人进行综合诊断,并善于运用针刺、汤药、按摩、热熨(yùn)等方法对疾病进行综合治疗,精通内科、外科、儿科、妇科、五官科,被后世尊为"医祖"。

4.《伤寒杂病论》

　　《伤寒杂病论》是东汉末期的张仲景所写的医学经典著作,被认为是中国医学方书的鼻祖。这本书系统地分析了伤寒的原因、症状、发展阶段和处理方法,并创造性地确立了"六经辨证",奠定了中医"理、法、方、药"的理论基础,确立了"辨证论治"的原则,为后世留下了很多用之有效的疾病诊断原则和经典方剂。

　　张仲景生活在东汉末年,曾官任长沙太守,当时天下战乱、伤寒病流行,张仲景的宗族有很多人因为疫病死去,为此他发奋钻研医学,终于成为一方名医。他常常在大堂上坐诊为人看病,也因此以后的中医大夫看病又叫做"坐堂"。在《伤寒杂病论》中,张仲景还首次记载了人工呼吸、药物灌肠和胆道蛔(huí)虫的治疗方法。

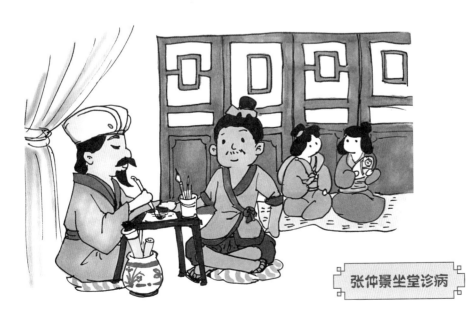

张仲景坐堂诊病

　　《伤寒杂病论》成书后，由于时局的混乱，这本书几乎丢失，后来由晋代的王叔和搜集整理了伤寒部分，成为《伤寒论》。到宋代，朝廷命令医官整理医书时，发现并整理了《伤寒杂病论》的另一部分，定名为《金匮（guì）要略》。从此，《伤寒杂病论》分为两本书，一本是《伤寒论》，另一本是《金匮要略》。

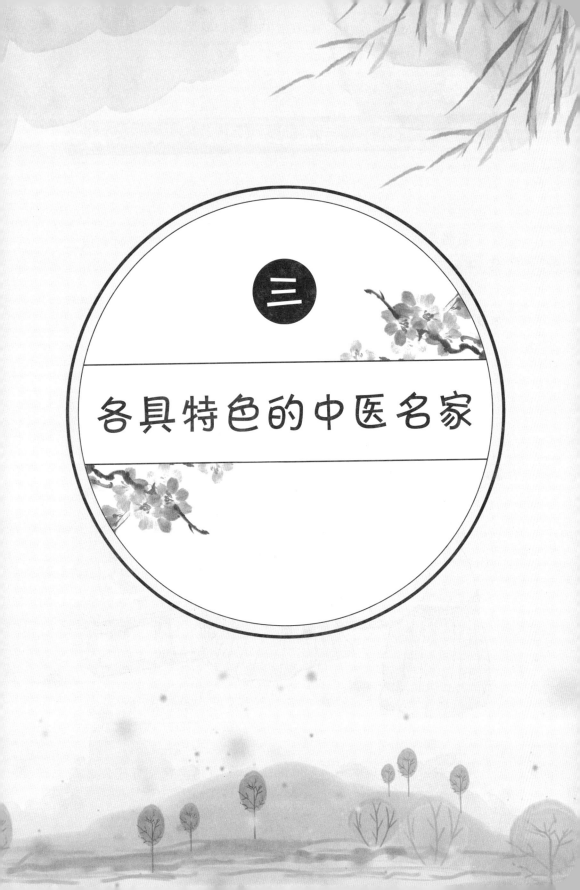

三

各具特色的中医名家

1. 扁鹊见蔡桓公

扁鹊是战国时期著名的医生。有一次，他路过齐国的都城上蔡，拜见了当时的蔡桓公。

扁鹊观察了蔡桓公一会儿说："君王有病，目前只在体表，如果不及时医治，恐怕病要深入体内了。"

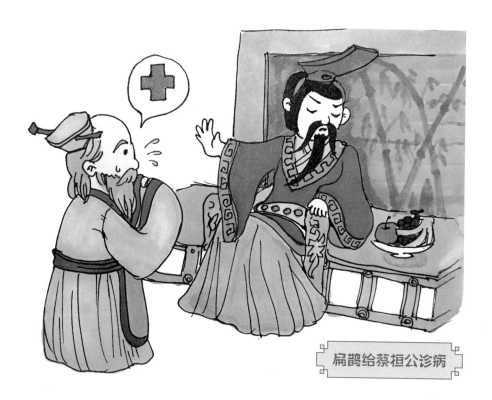

扁鹊给蔡桓公诊病

蔡桓公听了以后，很不高兴地说："瞎说，我根本就没有什么病。"

扁鹊见蔡桓公不听劝告，就告辞走了。

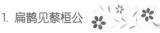

等他走后,蔡桓公说:"当医生的,他就喜欢给没有病的人治病,以此来显示自己医术的高明。"

过了十天,扁鹊又去拜见蔡桓公。

他说:"君王的病发展到肌肉里面去了,如果再不医治的话,恐怕还会进一步加深呐!"

这一次,蔡桓公没有理睬他,扁鹊只好又告辞走了,蔡桓公因此也显得更不高兴了。

又过了十天,扁鹊再次来拜见。

他说:"君王的病已经发展到肠胃里去了,如果不及时治疗,还会加深的。"

蔡桓公还是没有理会他。

再过了十天,扁鹊在路上一看到蔡桓公什么也没有说便转身走了。

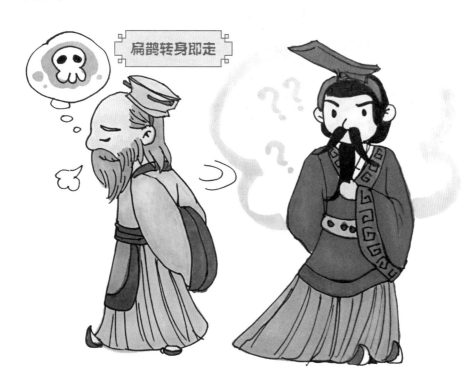

蔡桓公不明白扁鹊为什么一语不发就走了，于是特地派人去问扁鹊。

扁鹊说："病在体表，用汤药洗或热敷就能见效；病在肌肉中，用针灸可以治好；病在肠胃，吃些汤药也可以治好；如果病入骨髓，那只能由死神摆布，人力是无法挽救的了。现在君王的病到了骨髓，所以我不再请求为他治疗了。"

果然，五天以后，蔡桓公全身疼痛，他派人去寻找扁鹊，可扁鹊已经逃到秦国去了。过了不久，蔡桓公就病死了。

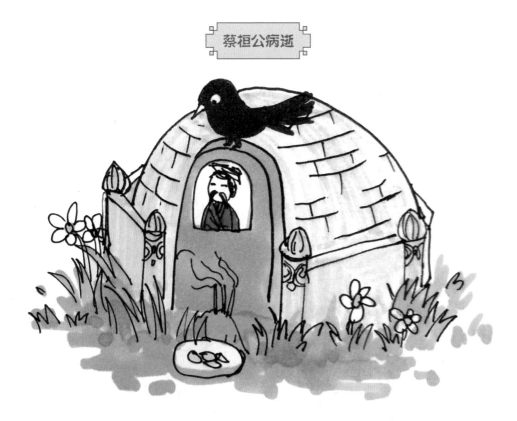

蔡桓公病逝

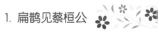

　　蔡桓公因为没有听从医生扁鹊的建议，固执己见，讳疾忌医，最终病入膏肓而死。这个故事不仅体现了扁鹊诊病技术的高超，更告诫我们要善于听取他人的意见，不能讳疾忌医，固执己见，拖延病情。

皇帝得病,历来都要找名医诊治,在名医诊治疾病的过程之中,免不了会与皇帝进行一些交谈或讨论。史书记载了一段东汉名医郭玉与皇帝的对话,不仅反映出郭玉的医技精湛,敢于直言,也体现了治国之道,可见医学在历史上的作用。

东汉和帝时,郭玉是皇宫中的太医,医术十分精湛,无论是诊脉看病,还是扎针、艾灸,都很精通,疗效很好。和帝感觉郭玉的医术太神奇了,便决定亲自考核他一下。于是挑选了宠爱的侍臣中与宫女手腕差不多的一个男人和一名宫女,坐在同一个帷幕后边,各伸出一只左手和右手,乔装成一个人,让郭玉诊脉,并问郭玉病人得的是什么病。郭玉按脉以后十分诧异,觉得不像是一个人的脉象,就直言相告:"左阴右阳,脉有男女,状若异人,臣疑其故。"和帝听后赞叹不已,认为郭玉的医术的确是名不虚传。

郭玉不仅在宫廷治病,而且也不辞辛苦地为劳苦大众治病,《后汉书》上说他拯救大众,不分贵贱,不问贫富,一视同仁,"虽贫贱厮养,必尽其心力",所以很受老百姓的爱戴。但郭玉在治病中出现了一个非常奇怪的现象:当他给贫苦老百姓治疗疾病时,基本上都是随治随好,可是当他医治达官贵人时,疗效却不是很理想。

有一次,和帝叫一个权贵病人穿上破旧衣服,和仆役们杂在一起,然后请郭玉针治,郭玉只给针了一次,那个病人的病就治好了。和帝便问郭玉,为什么同样是治病,你给贫苦人施治效果很好,而给富贵人疗疾效果却相差很远呢?郭玉答道:"医生给人治病必须

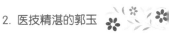

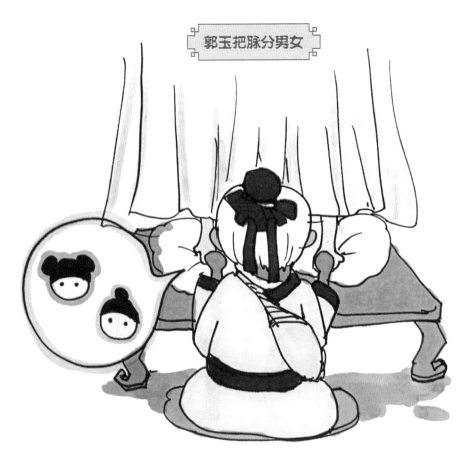

郭玉把脉分男女

有充分发挥他聪明才智的条件,才能做到诊断正确,治疗适当。为什么给权贵治病效果总是不太好呢?因为那些达官贵人养尊处优,盛气凌人,医生怀着畏惧的心理给他们看病,治疗起来顾虑重重,就会产生四大难处。哪四大难处呢?他们只相信自己而不相信医生,认为在治病方面自己也要比医生高明,一意孤行而不听医生的话,这是其一;饮食起居没有规律,酒肉辛辣,不知道调理,这是其二;身体瘦弱,经不起充分和足够的治疗,这是其三;四体不勤,好逸恶劳,从来不锻炼身体,气血瘀滞,经脉不通,这是其四。如果医生怀着畏惧的心理,小心谨慎过头,治疗不力,思考问题受到拘束,又怎么能对付复杂的疾病呢?"

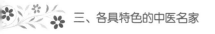

权贵与贫困，疗效因人而异

王叔和，是三国到西晋时代的著名医学家，他从小生活在贫苦的环境中，常常缺衣少食，但残酷的生活并没有压垮他，王叔和反而勤勉好学，他尤其喜欢医学，看了很多医学的书籍，渐渐地就学会了诊脉看病，因为他对脉诊特别有研究，又治好了很多疑难杂症，所以他的名气也就越来越大，在他32岁时，被选为魏国少府的太医令，借助少府中的医学藏书，王叔和读遍了古代医书。

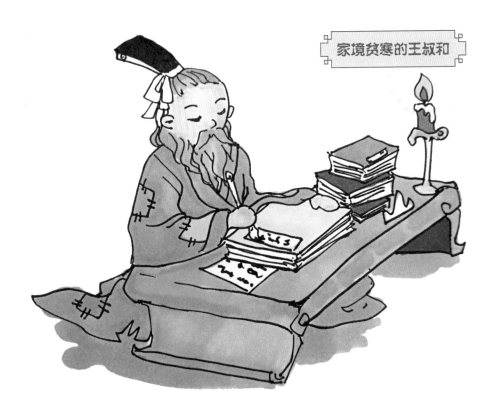

家境贫寒的王叔和

王叔和经过几十年的研究，吸收了扁鹊、华佗、张仲景等古代名医的脉学理论，结合自己的研究，终于写成了我国第一部完整系统的脉学专著——《脉经》。

在三国时代，战乱非常多，东汉名医张仲景的著作《伤寒杂病论》，在成书后不久就因为战乱丢失了，王叔和为了不使这本伟大的医书失传，亲自到各地寻找这本书的原本，经过王叔和的寻找和整理，终于把《伤寒杂病论》的伤寒部分修复好了，这就是我们现在看到的《伤寒论》。可以说王叔和为《伤寒论》的保存做出了非常大的贡献，使得张仲景的学说得以流传到现在。他对中医的发展有着非常大的功劳。

皇甫谧(mì),字士安,西晋安定郡朝那县(今甘肃灵台县)人。著名医学家,他写就的《针灸甲乙经》是我国第一部针灸学的专著,在针灸学史上,占有很高的学术地位。

皇甫谧在很小的时候父母就去世了,为了生存,皇甫谧过继给了叔父,由叔父、叔母抚养成人。皇甫谧在幼时十分贪玩,到了20岁仍然不喜欢读书,甚至有人认为他天生痴傻,叔母为他十分担心。一天,他摘回了许多野生瓜果给叔母吃,叔母对他说:"如果你不好好学习,没有半点本事,就算是用上好的酒肉来孝敬我,也是不孝的。今年你已经20岁了,不读书,不上进,我心里就得不到安慰。我只希望你有上好的才学,可你总是不能明白长辈的心意。提高修养,学习知识都是对你自己有益的事,难道还能对我们有什么好处吗?"皇甫谧听了这番话,心中十分不安,顿悟自己原来已经虚度了20年的光阴,实在羞愧难当,便立志努力学习,不敢再有丝毫懈怠。

从此以后,皇甫谧即使是在家中种地时,也不忘背书,抽空阅读。不过几年,他已经遍览群书,学识渊博而沉静少欲,并写成了《孔乐》《圣真》等书籍,在文学方面有了很高的成就。

在皇甫谧40岁时,他患了风痹病,十分痛苦,在学习上却仍是不敢怠慢。得病期间,为了治疗疾病,皇甫谧读了大量的医书,尤其对针灸学十分有兴趣。随着研究的深入,他发现以前的针灸书籍深奥难懂而且错误百出,十分不便于学习和阅读。于是他通过

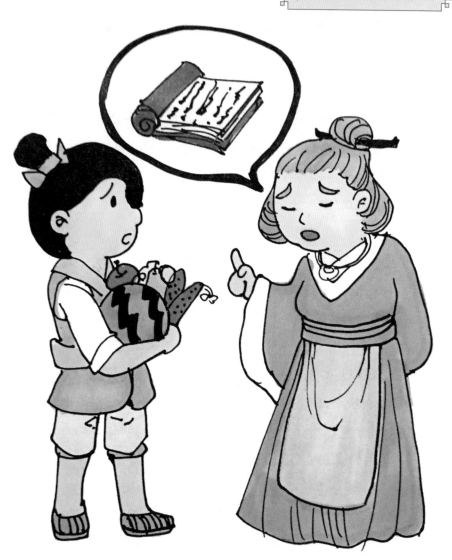

皇甫谧用瓜果孝敬叔母

自身的体会,摸清了人身的脉络与穴位,并结合《灵枢》《素问》和《明堂孔穴针灸治要》等书,悉心钻研,编写了我国第一部针灸学的著作——《针灸甲乙经》。

这本书除了记载有关脏腑、经络等理论，还记载了全身穴位647个，穴名348个，并对各个穴位明确定位，对各穴的治疗病证、操作方法和禁忌等都做了详细的描述，并一一纠正了以前的错误。

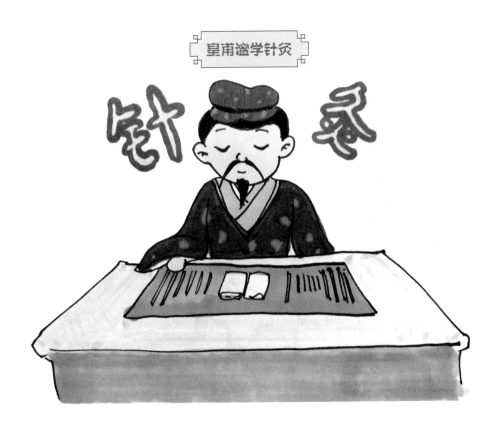

可以说，《针灸甲乙经》是针灸学发展中的一部重要著作，唐朝太医署学生在学习针灸学时就是以该书为教材的。后来，这本书流传到了日本、朝鲜等国家，在国际上声望也很高。

孙思邈是唐代著名的医药学家，也是世界上著名的医学家，他首先提出了"大医精诚"的医德理念，被后世尊为"药王"。

大医精诚孙思邈

孙思邈从小就十分聪明，十八岁立志学医，精通百家学说，首先提出了对医生的医德要求，他精通内科、外科、妇科、儿科、针灸科、药学等各科医学，他的著作《备急千金要方》，被国外学者推崇为"人类之至宝"。

孙思邈还精通道家学说，善于易学推算，首先提出防病重于治病的观点。孙思邈非常提倡养生，并且身体力行，虽然他小时候体弱多病，但他通过常常练习养生之法，一直活到了一百零二岁。

孙思邈认为"人命至重，有贵千金"，所以他的著作名字为《备急千金要方》。在这本书中，孙思邈首先论述了对于医德的要求——"大医精诚"，即作为医生，一方面要精通医术，才能治好疾病，济世救人，另一方面，要有高尚的品德，诚心救人，不求回报，不能心存私念，要用慈悲心肠治病救人。孙思邈的"博极医源，精勤不倦"已经成为从古到今中医大夫的人生格言和医学誓言，并被他们当作准则来要求自己。

6. 医者童心——钱乙

钱乙，字仲阳，是宋代著名的儿科学家，他写的《小儿药证直诀》是我国现存的第一部儿科医学的著作，他第一次总结了对婴幼儿和儿童的辨证治疗方法，使儿科从此发展成为独立的一门学科。

钱乙三岁时，他的母亲去世了，钱乙的父亲虽然也精通医术，但爱喝酒出门远游，有一次钱乙的父亲向东去海上，就再没有回来。钱乙被姑妈收养，钱乙的姑父也是医生，于是就教他学医。后来钱乙知道自己的身世，他曾经出门好多次，用了好多年去寻找他的父亲，历经艰辛和磨难，最终，他找到了自己的父亲并接回家，当时的人们都写诗称赞钱乙的孝心。

钱乙找老父亲

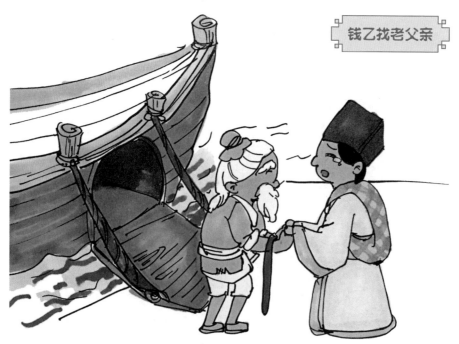

在古代,治小儿的疾病最难,因为小儿不像大人一样可以把自己的疾病说清楚,而且小儿的脉也很细微,不容易把握。钱乙为了解决这个难题,用了四十年的时间研究儿科医学,终于有了成就,被人们称为"儿科圣手"。我们常见的"六味地黄丸",就是由钱乙创制的。民间常说的"要想小儿安,常要三分饥与寒",也是钱乙提出的小儿养生保健的观点。

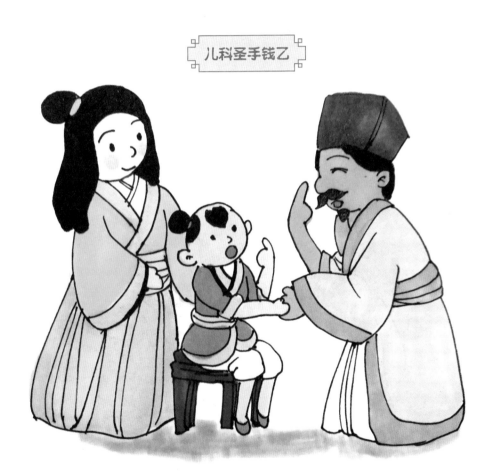

儿科圣手钱乙

金元时期,河北一带有两位名医,一位是河间的刘完素,另一个是易县的张元素。两个人的家乡相距较近,刘完素在当时已经是一方名医了,而张元素比刘完素小很多,是一位善于开拓创新的医生。起初,刘完素对张元素的观点不屑一顾。

刘完素看不起张元素

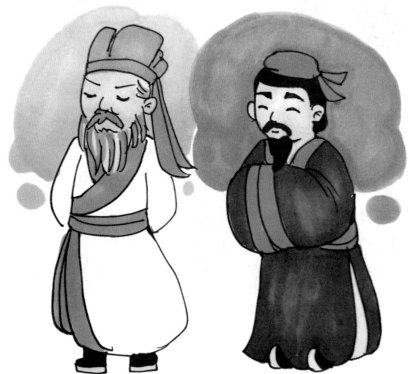

　　有一次,刘完素生病了,头疼,恶心呕吐,也吃不下饭,好几天都没有好转。于是自己开了处方,经过几天的治疗,病情也不见好转。家人手足无措,有人建议他请张元素给看看。刘完素心里不情愿,他想,自己的病如果被这个后生晚辈治好了,那岂不是很没面子。经过家人与弟子的一再劝说,他便勉强答应请来张元素来会诊。张元素到了,刘完素面向墙壁也不看他一眼,表现得非常不礼貌。张元素为他诊脉后问:"先生服过药?"刘完素说:"是。"张元素又说:"你用的药味寒,伤了你的阳气,所以病情不减。我给您开剂药吧。"

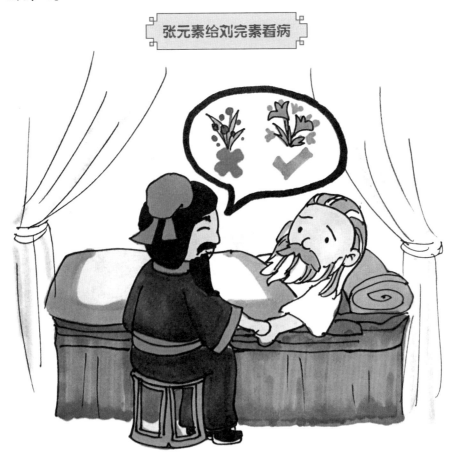

张元素给刘完素看病

刘完素听了张元素的这番分析，觉得很有道理，于是心中既感激又有些愧疚，便让家人赶快煎药服下。服用张元素的药之后，刘完素很快就痊愈了。

　　此后，刘完素和张元素两人成了好朋友，他们经常在一起切磋医术，相互学习，取长补短，为更多的人解除了疾病的痛苦，一时传为佳话，受到人们的敬仰。经过他们二人弟子的继承与发扬，刘完素及其弟子逐渐形成了"河间学派"，而张元素等则形成了"易水学派"，两家相互争鸣，相互促进，带来了金元时期医学的繁荣。

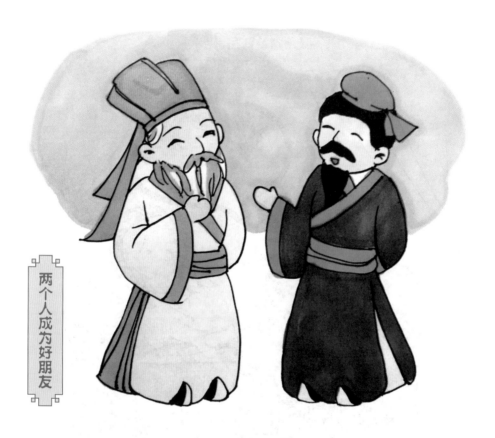

两个人成为好朋友

　　他们两个人的故事告诉我们，无论个人有多大的成就，都不能骄傲，不能目中无人，要虚心向他人请教，向他人学习，取长补短。

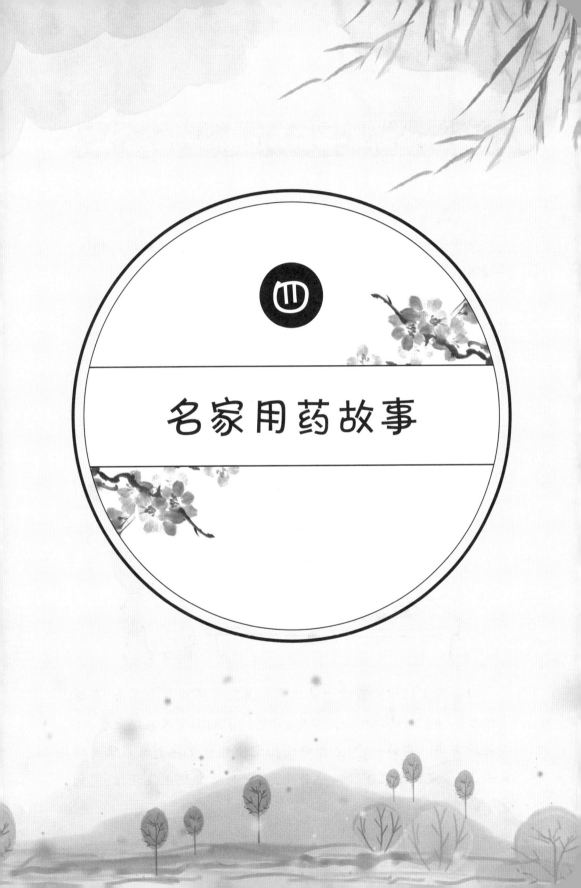

四

名家用药故事

1. 扁鹊与牛黄

牛黄是一味十分名贵的中药,来源于牛胆囊的胆结石。相传,牛黄是我国古代医学家扁鹊在无意中发现的。

一天,扁鹊正在桌上整理煅制好的金礞石。此时,邻居阳宝杀了一头病牛,发现牛胆囊中有些像石头样的东西,不知是什么东西,于是提着胆囊来向扁鹊请教。扁鹊剖开胆囊取出两枚"石头"放在桌上,仔细地琢磨。

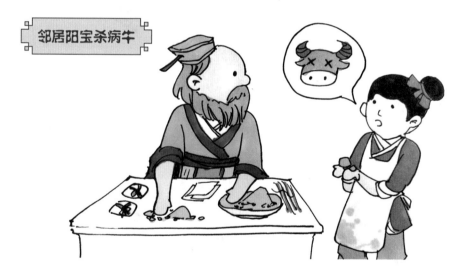

邻居阳宝杀病牛

回家不久的阳宝又惊叫着跑来说其父亲一口气上不来,在炕上抽搐不停。扁鹊急忙去阳宝家,只见阳宝的老父亲双眼上翻,喉中辘辘有声。扁鹊一看,立即吩咐阳宝快到桌上把金礞石拿来研成末,给阳宝父亲灌下。不一会儿,阳宝的父亲就止住抽搐,气息也平静了。

扁鹊回家后,发现桌上的两枚牛"石头"不见了。仔细寻找也没有找到,只找到了金礞石,扁鹊这才发现,原来阳宝在慌乱中错把牛黄当金礞石拿去了。

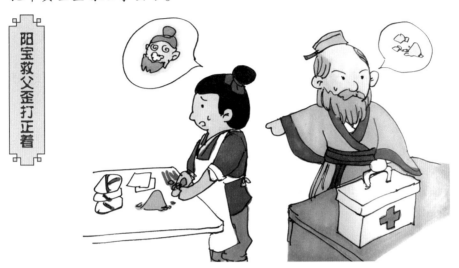

阳宝救父歪打正着

扁鹊想了想:"难道这种石头有豁痰定惊的功效?"于是在第二天的时候,有意用"牛石头"配药,给阳宝的父亲送去服用。没过几天,阳宝父亲的病就奇迹般地好了。

扁鹊将这种黄牛胆内的深黄色石头起名叫"牛黄"。从此,名贵而奇效的中药"牛黄"便诞生了。

发现牛黄药效

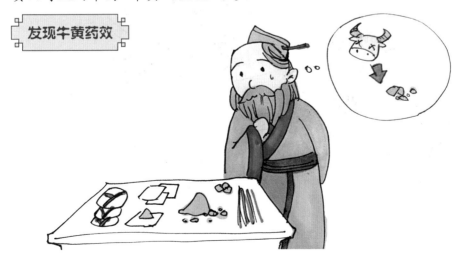

2. 张仲景巧用蜂蜜灌肠

张仲景年少时随同乡张伯祖学医，张仲景聪明好学，勤思好问，进步很快。

一天，有人送来一位唇焦口燥、高热不退、精神萎靡的病人。老师张伯祖诊断后认为属于"热邪伤津，体虚便秘"所致，需要用泻药帮助病人解出干结的大便，但病人体质太虚，用强烈的泻药恐怕病人身体受不了。张伯祖沉思了一会儿，一时间竟然没有了办法。

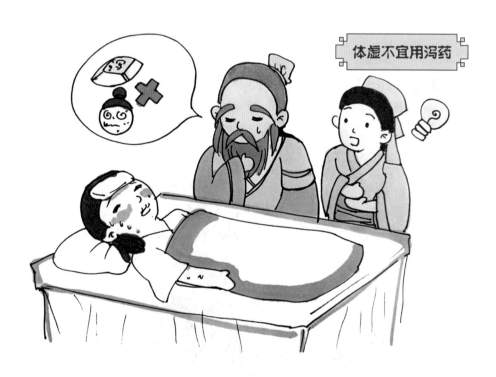

张仲景站在一旁,看见老师束手无策,便开动脑筋思考。忽然,他眉宇间闪现出一种刚毅自信的神情,他快步上前对老师说:"学生有一个好法子!"他详细地谈了自己的想法,张伯祖听着听着,紧锁的眉头渐渐舒展开来。

张仲景取来一勺黄澄澄的蜂蜜,放进一只铜碗,就着微火煎熬,并不断地用竹筷搅动,渐渐地把蜂蜜熬成黏稠的团块。待其稍冷,张仲景便把它捏成一头稍尖的细条形状,然后将尖头朝前轻轻地塞进病人的肛门。

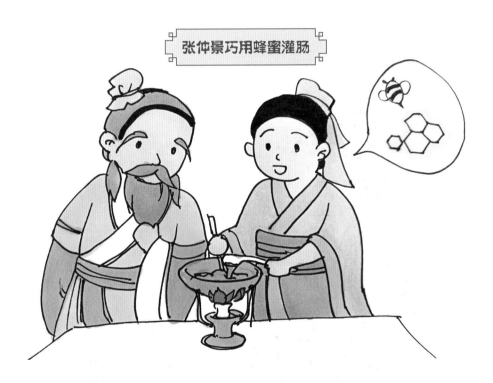

一会儿,病人拉出一大堆腥臭的粪便,病情顿时好了一大半。由于热邪随粪便排净,病人不几天便康复了。张伯祖对这种治法大加赞赏,逢人便夸。这实际上是世界上最早使用的药物灌肠法。

3. 华佗与茵陈

有一个病人，身目俱黄，全身没有力气，人也很消瘦。这天，他拄着拐杖，一步一哼地来找华佗："先生，请你给我治治吧"。

华佗见病人得的是黄疸病，皱着眉摇了摇头说："眼下都还没有找到治这种病的办法，我也无能为力啊！"

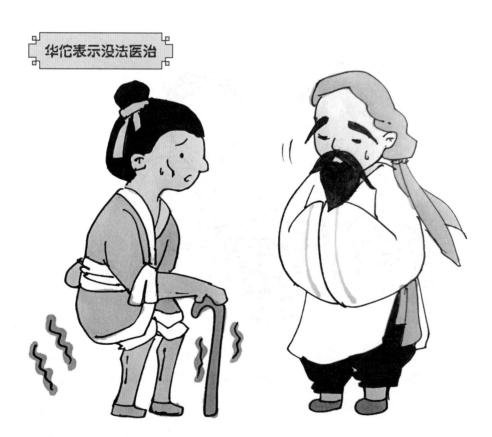

华佗表示没法医治

46

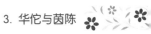

病人见华佗也不能治他的病,只好愁眉苦脸地回家等死了。

半年后,华佗又碰见那个病人,谁料想这个病人不但没有死,反而变得身强体壮,满面红光的了。华佗大吃一惊,急忙问道:"你这个病是哪位先生治好的? 快告诉我,让我跟他学习去。"

那人回答说:"我没有请先生看,病是自己好的。"

华佗不信:"哪有这种事! 你准是吃过什么药吧?"

那人说:"药也没有吃过。"

华佗很困惑:"这就怪了!"

那人又说:"哦,因为春荒没粮,我吃了些日子野草。"

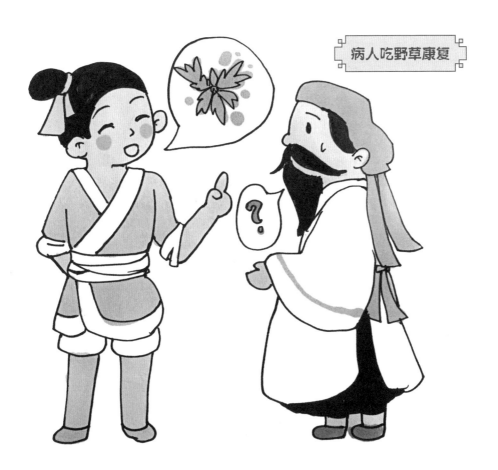

病人吃野草康复

"这就对啦！草就是药。你吃了多少天？"华佗惊奇地问，"一个多月。"

华佗问："那你吃的是什么草啊？"

"我也说不清楚。"那人比划了半天说道。

华佗说："你领我看看去。"

那人说："好吧。"他们走到山坡上，那人指着一片野草说："就是这个。"

华佗一看，说道："这不是青蒿吗？莫非能治黄疸病？嗯，弄点回去试试看。"

于是，华佗就试着用青蒿给黄疸病人治病。但连着试用了几次，病人吃了没有一个见好的。华佗还以为先前的那个病人准是认错了草，便又找到他，叮问："你真的是吃青蒿吃好的？"那人说："没错。"华佗想了想又问："你吃的是几月里的蒿子？"那人回答道："三月里的。"

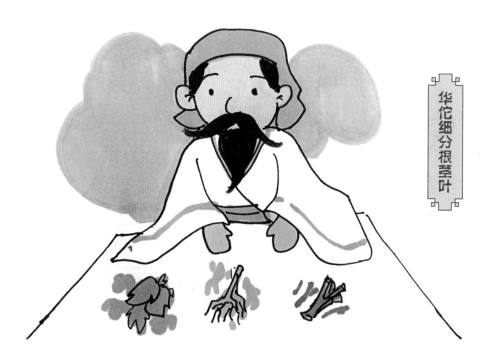

华佗细分根茎叶

华佗思考了一下,说:"唔,春三月间阳气上升,百草发芽。也许三月里的青蒿有药力。"

第二年开春,华佗又采了许多三月间的青蒿试着治害黄疸病的人吃。这回可真管用!结果吃一个,好一个。而过了春天再采的青蒿就不能治黄疸病了。

为了把青蒿的药性摸得更准,等到第二年,华佗又一次做了试验,他逐月把青蒿采来,又分别按根、茎、叶放好,然后给病人吃。

结果华佗发现,只有幼嫩的茎叶可以入药治黄疸病。为了使人们容易区别,华佗便把可以入药治黄疸病的幼嫩青蒿取名叫"茵陈",又叫"茵陈蒿"。他还编了四句话留给后人。

三月茵陈四月蒿,传与后人要记牢。

三月茵陈能治病,四月青蒿当柴烧。

4. 浮小麦的传说

宋代太平兴国年间，京城名医王怀隐，有一天下雨之后天空变晴，就到后院查看晾晒的中药材，发现新购进一堆小麦，就问伙计："这些又瘦又空的蛀小麦，是谁送来的？"伙计回答："是城南张大户送来的。"

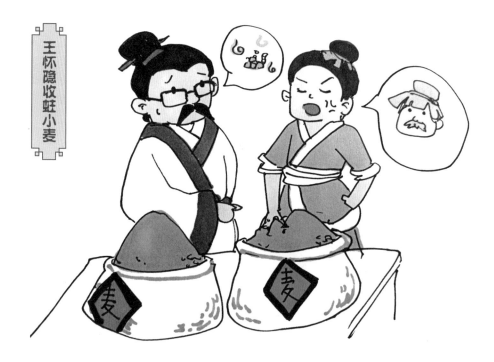

他正想说什么，忽然来了一位急症病人，那个病人的丈夫对王怀隐恳求说："王先生，我媳妇近来不知道什么原因，常常生气，有时候一会儿哭一会儿笑，天天心慌，有时候甚至还乱扔东西乱打人，真让人害怕，现在恳请先生给她治病！"

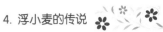

　　王怀隐摸了摸那女人的脉，又问了几句病情，摸着胡子高兴地说道："不要害怕，这是女人的脏躁证。"说完，马上开了一个方子，上面写道：甘草、小麦、大枣三味药，用的是汉末医圣张仲景《金匮要略》中的良方"甘麦大枣汤"，治疗妇女更年期出现的精神与心理方面的症状。那汉子拿药扶着生病的媳妇临走时，又补充一句病情："先生，我差点忘了，她还常常夜间出汗，汗液常把衣服湿透。"王怀隐点头答道："嗯，知道了，先治好脏躁证再说吧。"

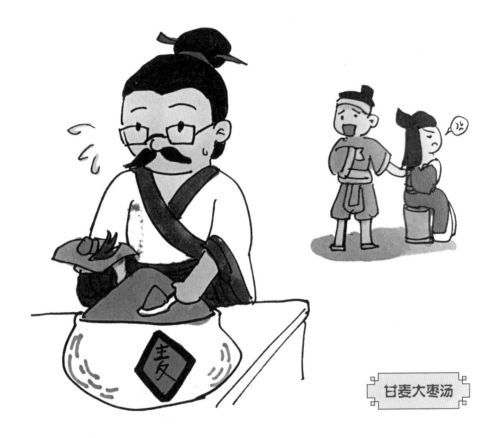

甘麦大枣汤

　　五天后，那妇人陪丈夫乐滋滋地来拜谢王怀隐，感激地说："先生救苦救难的大德，我们夫妇终生难忘。真是药到病除，不愧为杏林名医呀！"王怀隐关切地问："今天再来治盗汗症？"那妇人笑道：

"不必了，已一并痊愈了。"王怀隐暗自想到，难道甘麦大枣汤也有止盗汗的作用？后来，他有意用此方又治了几个盗汗症病人，由于是用的成熟饱满的小麦，结果均不见效，他非常困惑不解，于是查阅唐代药王孙思邈的《备急千金要方》，想寻求答案。正在这时候，店堂小伙计与张大户的争吵声惊动了王怀隐。伙计手握一把张大户送来的小麦说："这样的小麦我怎能收？你别以为做药就可以将就些，这瘪麦子你拿回去吧！"王怀隐听后，忆起上次那妇人所用的小麦就是张大户送来的瘪麦子，于是急忙上前道："张老兄，你这麦子是……"没等先生说完，张大户便红着脸说出了实情："这是漂浮在水面上的麦子，我舍不得丢弃，我估计治病用大概可以吧，因此送来了。"王怀隐听后，从中似乎悟出了什么，便吩咐伙计："暂且收下吧，另放一处，并注明'浮小麦'三个字。"

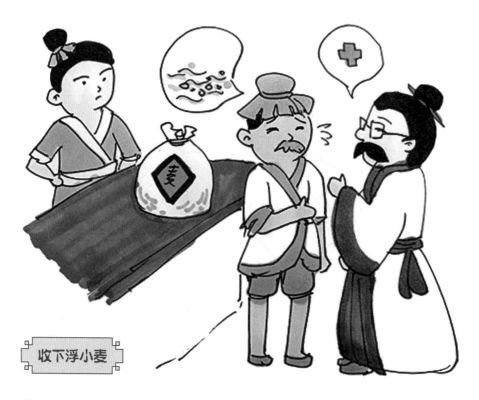

收下浮小麦

后来，王怀隐用浮小麦试治盗汗、虚汗症，果然治一个好一个，便逐渐认识到浮小麦的功效。太平兴国三年，他与同道好友王祐、郑奇、陈昭遇潜心研究张仲景的医著，合编成《太平圣惠方》一书，并将浮小麦的功效记入该书。

从此，"浮小麦"一药便流行于世，并为历代医家沿用至今。

这个故事告诉我们，要留心观察生活中的细节，敢于尝试，勤于思考，这样才能有新的发现。

5. "若是他人母，定用白虎汤"

白虎汤，最早见于东汉末年张仲景所写的《伤寒论》一书，历代中医把白虎汤作为解热退烧的经典名方。

"白虎，西方金神也，应秋而归肺；夏热秋凉，暑晹之气，得秋而止。秋之令日处暑，是汤以白虎名之，谓能止热也。"意思是中医认为"白虎"为西方金神，对应着秋天凉爽干燥之气。用"白虎"命名，比喻本方的解热作用迅速，就像秋季凉爽干燥的气息降临大地一样，一扫炎暑湿热之气。

"若是他人母，定用白虎汤"是一句民间谚语，据说这句谚语的来历与清代苏州名医叶天士治疗他母亲的疾病有关。

据说有一次，叶天士八十高龄的母亲患病，虽然经过他精心地诊治，但是仍然没有治好，叶天士心中十分忧虑，日夜坐卧不安。

有一天午夜，他独自绕步庭院，琢磨母亲的疾病，母亲自病以来，高热不退，"若是他人母，定用白虎汤"，而病者偏偏是自己年迈的母亲，平常又体弱多病，这次所得的病又不一般，如果下重药的话，又怕母亲身体承受不了，只好以不寒不燥的药为母亲治病，日复一日，母亲的病况不但没有起色，反而更加严重。

这"白虎汤"到底是何药物？为何让叶天士久久难下用药的决心？原来白虎汤的主要成分由石膏、知母、甘草、粳（jīng）米组成，清气分大热、泻肺胃实火，属于药性大寒之方，一般对老年人不敢使用，但如果属于气分实热的病机，应用白虎汤往往能起到药到病除的效果，如果束手束脚，反会延误治疗。

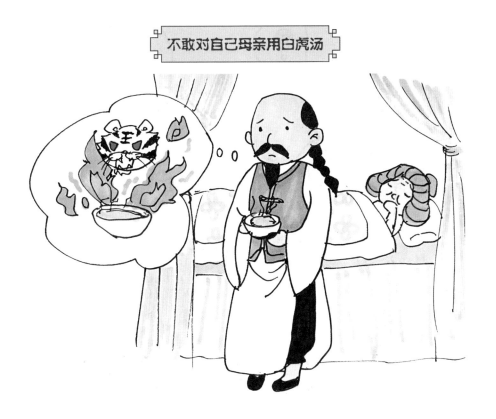

不敢对自己母亲用白虎汤

正是由于白虎汤是大寒之方，面对自己的母亲，名医叶天士也是心中没底，用药举棋不定。有一天，他出诊回家，看到母亲可以下床走动了，惊讶地问家中的小徒弟："我母亲的病情怎么转眼间好了起来？到底是什么缘故？"小徒弟回答说："刚才太婆病得很严重，我帮她把把脉，觉得应该服用白虎汤，就熬了白虎汤给太婆喝下，之后她就可以下床走动了。"

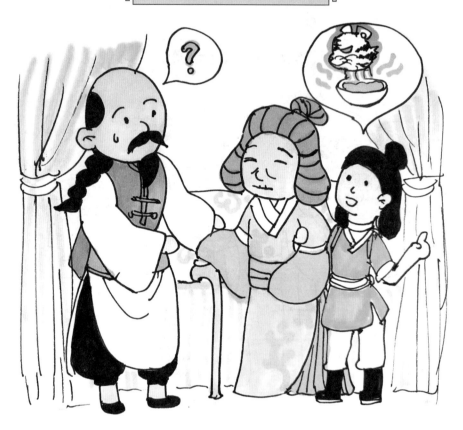

小徒弟给叶天士母亲用白虎汤

　　名医叶天士听后感叹:"医者父母心,医生的职责是救死扶伤,没想到当亲人生病,自己却方寸大乱,不知所措。唉! 我应该把母亲当作一个普通病人看待,当用药时就要用才对呀!"

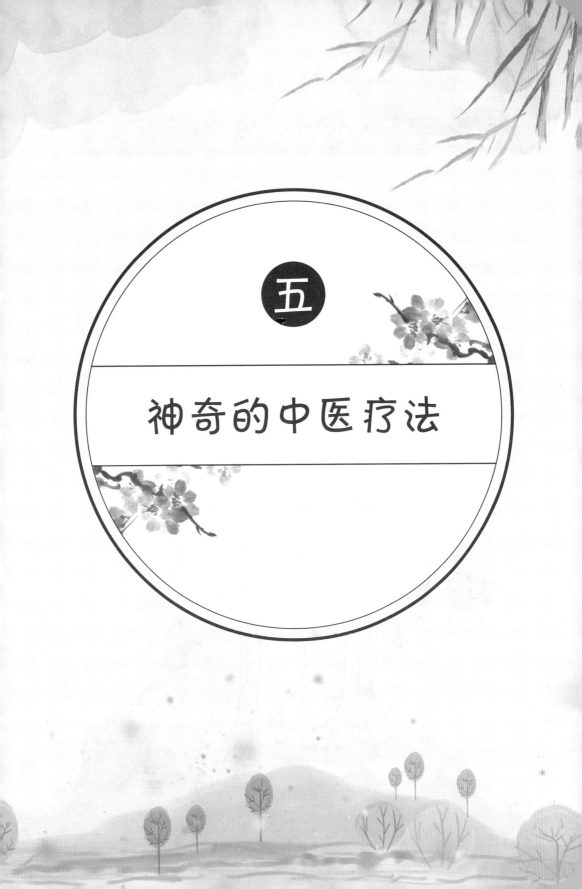

五

神奇的中医疗法

1. 孙思邈拔火罐

传说在唐朝贞观年间，有一天皇帝李世民和皇后、银屏公主正在用饭，忽然发现公主的肚子不知为什么鼓胀起来。

皇后大惊，连忙追问女儿："怎么回事？你吃了什么东西？还是得了什么疾病？"银屏公主低头不语。在皇后的再三逼问下，公主只好如实交代，原来昨天夜里，她梦见一位长相英俊的公子来到自己房里，把她抱到了一间开满鲜花的花房里，两人情投意合，就结为良缘。醒来后，她就觉得肚子里有东西蠕动，她也觉得十分纳闷。

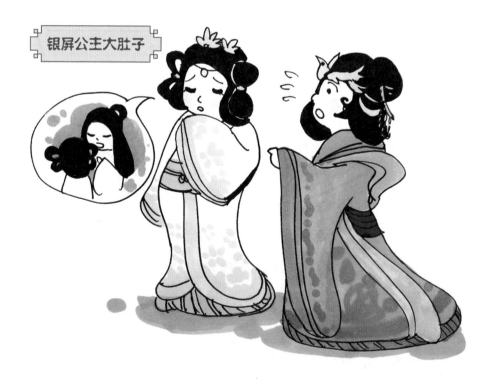

银屏公主大肚子

　　皇后听后十分惊慌,忙把情况汇报给李世民,夫妻俩一时间没了主张。这时,一位跟随皇后多年的宫女开口说:"我听说有位名医,名叫孙思邈,医术高明。陛下和娘娘何不请他来为公主瞧病呢?"这句话提醒了李世民和皇后,他们赶紧下旨召见孙思邈。孙思邈来到皇宫,经过诊脉确定,公主并没有什么大病,而是百花仙子的精气扑身,使她怀了身孕,再过三个月就能出生了。果然,三个月后,公主分娩了。不过她生下的不是人,却是一个狮子状的小怪物。李世民很反感,下令将其埋掉。孙思邈赶紧请求说:"万岁,这不是什么邪魔怪物,而是百花精气花蕊,谁闻到它的气味都会神清气爽,祛病消灾,而且用它还可以消除腐肌,治疗百病,万岁千万不能埋掉。我斗胆请万岁将它赐给我,我有大用。"

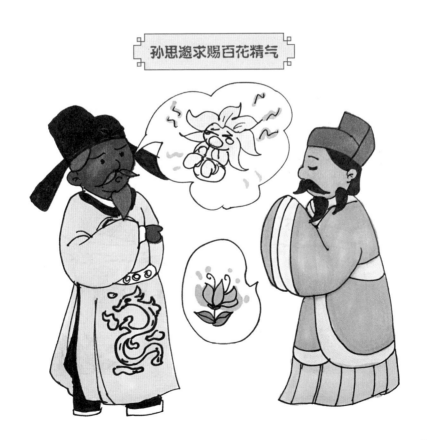

孙思邈求赐百花精气

　　李世民知道孙思邈精通医术，学问很深，就答应了他。孙思邈带着"花蕊"离开皇宫，路过一个村子时，正好遇到当地人患有一种腿部生疮的怪病。他将花蕊取出来，就见花蕊张开口吸食病人的脓血，转眼间病人的腿就好了。

　　第二天，孙思邈准备上路时，忽然想到："自己带着'花蕊'走了，以后人们再得了这种病怎么办？"思来想去，孙思邈想到一个好主意，他把"花蕊"流下的唾液和到泥里，制成瓦罐状，这就是最早的"火罐"原型。他教给人们使用的方法：先用麻线做成灯芯，浸上油，点燃后平放在疮口处，然后扣上"火罐"。一袋烟的工夫后，拨开火罐，病人腿部的脓血就被吸了出来，村民们看见疮口的脓肿退去，都高兴地鼓掌。

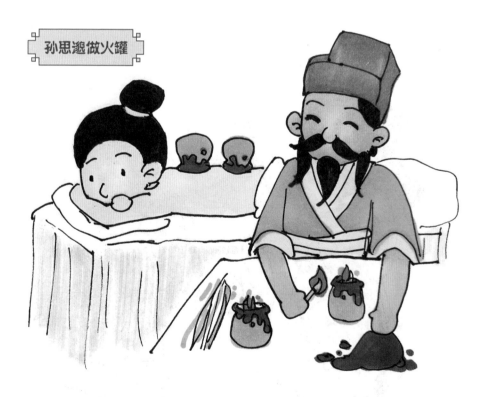

孙思邈做火罐

2. 一味黄土救太子

钱乙是宋代著名的儿科医生，他著有《小儿药证直诀》人们尊称他为"儿科之圣"。

钱乙做过一段时间的翰林医官。一天，宋神宗的皇太子突然生病，请了不少名医诊治，毫无起色，病情越来越重，最后开始抽筋。皇帝见状十分着急。

这时，有人向皇帝推荐钱乙。于是，钱乙被召进宫内。皇帝见他身材瘦小，貌不出众，有些小看他，但既然召来，只好让他为儿子诊病。钱乙从容不迫地诊视一番，要过纸笔，写了一贴"黄土汤"的药方。

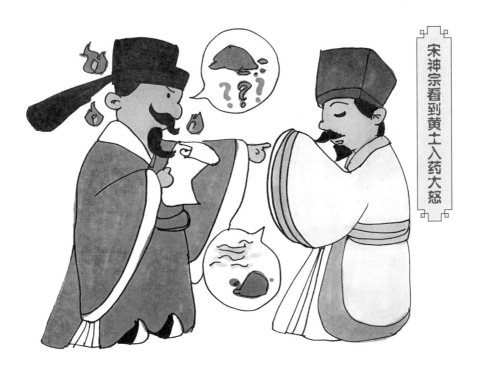

宋神宗看到黄土入药大怒

61

　　心存疑虑的宋神宗接过处方一看，见上面有一味药竟是黄土，不禁勃然大怒道："你真放肆！难道黄土也能入药吗？"

　　钱乙胸有成竹地回答说："据我判断，太子的病在肾，肾属北方之水，按中医五行原理，土能克水，所以此症当用黄土。"

　　宋神宗见他说得头头是道，心中的疑虑已去几分，正好这时太子又开始抽筋，皇后一旁催促道："钱乙在京城里很有名气，他的诊断很准确，皇上不要担心。"于是，皇帝命人从灶中取下一块焙烧过很久的黄土，用布包上放入药中一起煎汁。太子服下一贴后，抽筋便很快止住。用完两剂，病竟痊愈如初。

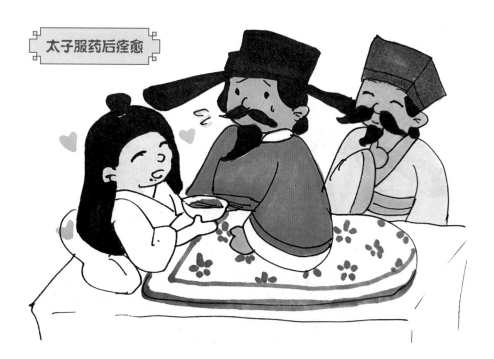

太子服药后痊愈

这时,宋神宗才真正信服钱乙的医术,把他从翰林医官提升为很高荣誉的太医丞。

这个故事启示我们,人不可貌相,不要以貌取人;看待事物不要陷入固有思维,要从多角度看待事物。

3. 叶天士治红眼

清代名医叶天士治病颇有高招，一次，他遇上一位两眼通红的病人，病人眼眵（chī）堆满眼角，眼泪直往下淌，不断地用手去揩，显露出十分忧虑的神情。

叶天士见状，详细地询问病情，然后郑重地告诉病人说："依我看，你的眼病并不要紧，只需吃上几剂药便会痊愈。严重的是你的两只脚底七天后会长出恶疮，那倒是一个麻烦事儿，弄不好有生命危险！"

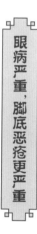

眼病严重，脚底恶疮更严重

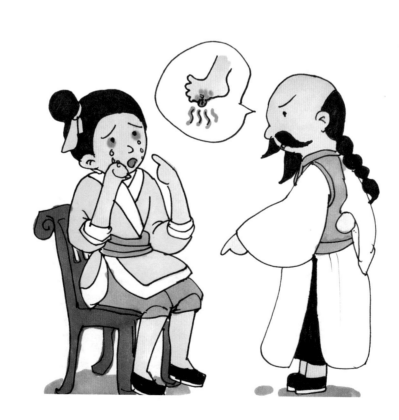

病人一听，大惊失色，赶忙说："好医生，既然红眼病不关紧要，我也没心思去治它了。请你快告诉我有什么办法渡过这个难关？"

叶天士思索良久，正色说道："办法倒有一个，就怕你不能坚持。"病人拍着胸脯保证。于是叶天士向他介绍了一个奇特的治疗方案：每天用左手摸右脚底三百六十次，再用右手摸左脚底三百六十次，一次不少。如此坚持方能渡过难关。

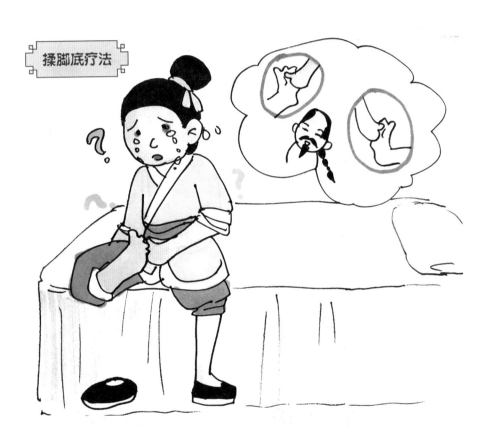

揉脚底疗法

病人半信半疑，但想到这是名医的治法，便老老实实地照着做，七天后果然脚底没长出毒疮。更令他惊异的是：红眼病竟不知不觉地痊愈了。他高兴地向叶天士道谢，叶天士哈哈大笑，向他和盘托底，说道："实话告诉你吧，脚底长毒疮是假的，我见你忧心忡怵,老是惦记着眼病,而你的眼疾恰恰与精神因素的关系很大,于是我想出这个办法,将你的注意力分散、转移到别处。除掉心病,眼疾便慢慢好了。"

　　病人听完,惊奇不已,连声赞叹叶天士医术高明。

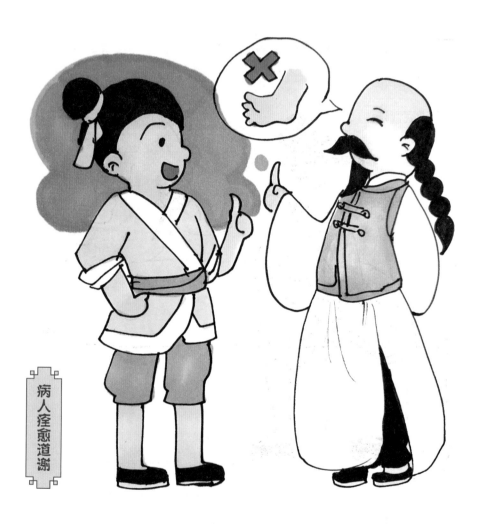

病人痊愈道谢

从前,有一位名医,被请去为一位重病人诊治。病人胸背剧痛,全身低烧,咳吐脓痰,众多医生医治也不见效。名医诊断病情阅读病方,一下子也找不到合适的治疗方法。

名医思索着治疗方法,不一会儿就累了,便一只手挂在桌子上睡着了,梦里忽然看见一位白衣女子突然出现,说:"这个生病的先生是个大好人,善良仁慈,爱护自然生物,看见有捕蛇的人,他就马上买下来放生,恳请您务必精心治疗,帮助他康复。"名医向白衣女寻求良方,白衣女说:"请跟我来。"他跟着白衣女来到屋外,白衣

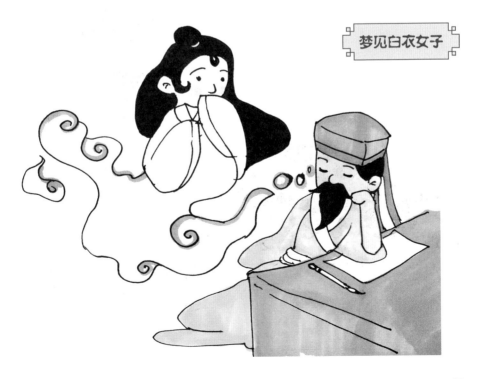

梦见白衣女子

女却忽然不见了,在白衣女所站的地方却有一条白花蛇,蛇舌伸吐的地方生出一丛一丛的小草。正在名医惊讶的时候,名医被脚步声吵醒了,原来是病人家属来请先生用饭。名医说:"且慢,请随我来。"名医和病人家属来到户外,果然看见地上长着许多梦中所见的那种开着小白花的小草。于是就采了一些,煮药服用了。病人服后果然觉得胸部舒服了许多。第二天连续服用超过一斤,病就全好了。

名医查遍当时的每个朝代的医书,也没有查出这种小草属于什么草药。他有感而吟诗:"白花蛇舌草纤纤,伏地盘桓农舍边,自古好心多善报,灵虫感德药流传。"这个故事告诉我们,对人对物都应该有爱护之心,常怀仁慈之心。

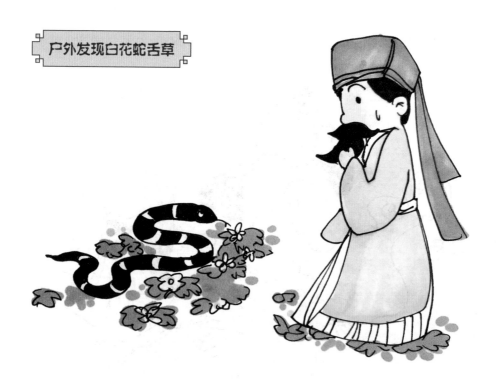

户外发现白花蛇舌草

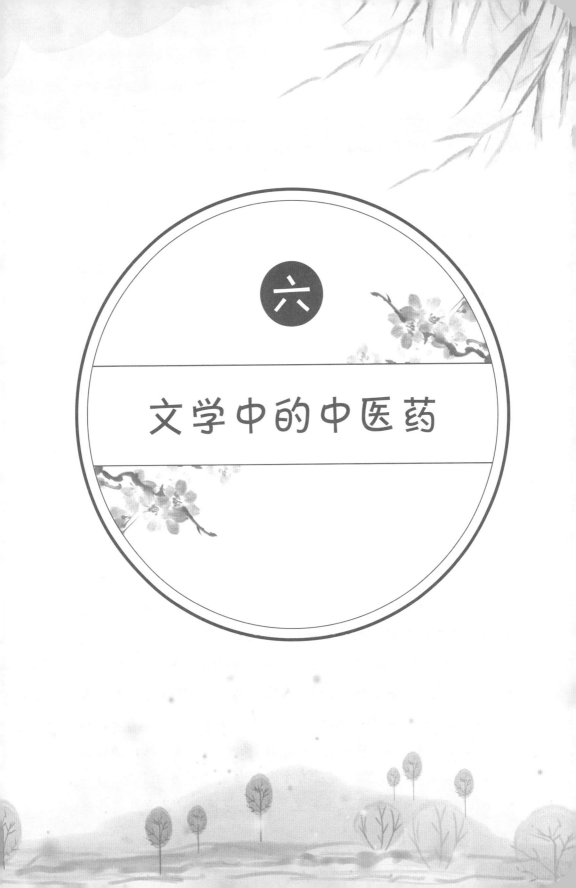

六

文学中的中医药

范进家中贫困，不知考了多少次科举，50来岁才中了一个秀才，级别相当低，连家里老母亲和妻子都没法养活，他老丈人胡屠户劝他早点谋个教书馆的差事，每年还能挣个散碎银子，好歹家里吃上口饭，也省得亲闺女跟着他几十年都不曾沾过几次油腥子。正赶上今年夏天乡试，同学们劝范进一起去城里参加乡试，范进也想着考中个举人，不料没盘缠银子，只好去老丈人那儿去借。果然，挨了老丈人一顿好骂，说他"癞蛤蟆想吃天鹅肉"，举人老爷那是只有天上"文曲星"下凡才能考上的，人家个个都是福禄相，像他这模样的，能考成个相公，知足就行了。最后，银子自然是没借着，范进便和几个同乡约好，偷着去了城里。等到考完出场，便马上回家，这时家里已经饿了两三天了，被胡屠户知道后，范进这又挨了一顿好骂。

到出榜那天，老母亲吩咐范进，让抱着家里那只下蛋的母鸡去集市上找个买主，好换点钱买几升米回来，范进见老母亲已经饿得抬不起眼皮来了，便急忙抱了鸡到集市上。

不一会儿的工夫，老太太就听见一片铜锣声传到巷子里，紧接着三匹高头大马骑了进来，那三人系了马缰，一群人连带着邻居也都挤进了院子里，报帖的人往里喊"你家范老爷高中了，快出来吧!"老太太刚开始是害怕，后来听得"高中"了，这才敢出来，说："我儿刚去集市上去了。"邻居有个人忙帮着去集市上找他，好不容易在集市东头找到了正寻买主的范进，跟他说："恭喜范老爷高

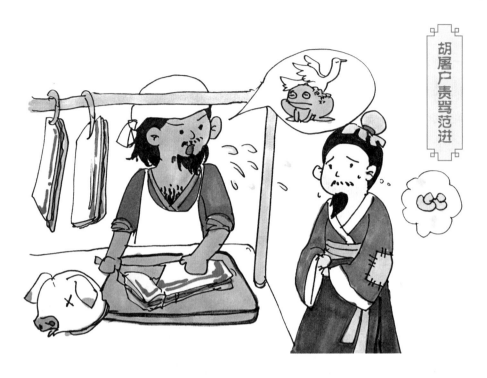

中了，快回去吧。"范进听了只当是在哄骗他，便头也不抬继续往前走，急得那位邻居把那母鸡夺过来往地上一扔，拉着范进一路小跑着就回了家里。

回了家，院子里已经挤满了贺喜的朋友和邻居，还没容大家拉住跟范进说上句话，范进就左钻右窜进了屋里，这时便看见中间的报帖已经挂了起来，上面写着："捷报贵府老爷范进高中广东乡试第七名亚元，京报连登黄甲。"范进读了一遍，又念了一遍，自己俩手拍了两下，笑了几声，说："哎哎！好了，好了，我中了！"说着就一个错步，往后倒了下去，牙关紧闭，不省人事。老太太一见可慌了，急忙往他嘴里喂了点水，范进这才爬起来，站起身来，又一边拍手一边大笑道："哎哎！好了！好了！我中了！"笑着笑着，就跑出门去了。

　　这下把报帖人和邻居们都吓了一跳。范进跑出门没多远，就一脚踹在泥坑里，挣扎着站起来，头发也摔乱了，两手黄泥，淋淋漓漓一身的水，大伙拉他也拉不住。范进就这么拍着笑着，一直跑到集市上去了。大家伙大眼看小眼，说："敢情这新贵人高兴疯了。"

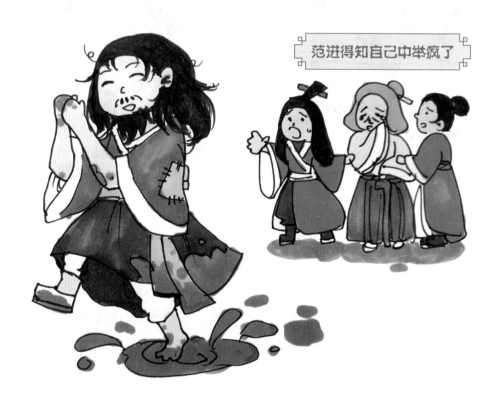

范进得知自己中举疯了

　　老太太和媳妇看见范进这样，不由得便伤心起来，邻居们帮着劝住了眼泪，一边派出两个人去跟好范进，防止再出事，另一边让周围的邻居们拿过些饭菜酒肉，招待了报帖的老爷们吃了饭。

来报帖子的人一边吃饭，一边商量着范进乐极生悲，中了举人却疯了，该如何是好。这时有一个人出主意说："在下倒有一个主意，不知行得行不得？"众人问什么主意，那人道："范老爷平日可有最怕的人？他只因欢喜过头了，痰涌上来，迷住了心窍，如今只有他怕的这个人来打他个嘴巴，说这中举人的事都是哄你，你并没有高中，他吃这一吓，把痰吐了出来，人就清醒过来了。"大家都拍手说这个主意好，当时就有人去请范老爷怕的那位胡屠户。

有人找了胡屠户来把事情前因后果说得不能再明白了，让胡屠户给女婿个嘴巴，胡屠户犹豫再三，这会儿女婿中了举人了，自己却不敢像往常一样对范进打骂下手了，大伙们一再劝说，讲明白了其中道理，胡屠户便干了两碗烧酒，俩手抹了一把脸，跟着就去找范进去了。胡屠户跟着邻居到了街上，见范进正披头散发站在一个小庙门口儿，仍旧呵呵笑着，胡屠户使足了劲，瞪着眼骂了范进一句："该死的畜生！你中了什么！"上去就是一个嘴巴子，范进当时就晕了过去，邻居们看见范进这副模样，不免暗笑，但也还是赶上前去把范进扶坐在庙门一边，又是捶背又是拍胸口，范进耷拉着脑袋，喉咙里响了一声，吐出了几口痰，便渐渐苏醒过来，眼睛明亮了许多，也不疯了。

范进抬起眼皮看了众人，问道："我怎么坐在这里？"又问："我这半天，昏昏沉沉，好像在梦里一样。"邻居们跟他说："范老爷，恭喜高中啦！刚才你欢喜过头了，引得痰迷心窍，刚刚吐出几口痰来，现在好了，快回家去吧。"范进说道："是了，我也记得是中的第七名。"范进一边起身理了理头发，又一边向旁边的郎中借了盆水洗了洗脸，一个邻居早把范进丢的那只鞋找了回来，替他穿上。范进见丈人在跟前，怕胡屠户又来打骂，胡屠户忙上前说道："我的贤

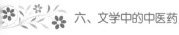

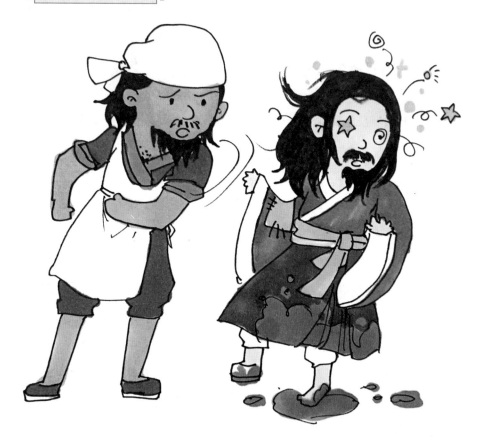

婿老爷,刚才不是我胆大,这是你老太太的主意,要我来劝你的。"
邻居中一个人说:"胡老爹刚才这个嘴巴打得亲切,这会儿范老爷
洗脸,还不得洗下半盆猪油来呀!"邻居们跟着范进、胡屠户回了
家,与报帖人客气了几句,紧接着三四天里便一直接待来贺喜送礼
的朋友和乡绅员外们,其中热闹,自不在话下。

总　　结

　　古时的文人都懂些医理,曾有"一个秀才半个医"的说法,《儒林外史》中的范进中举,这种以"惊吓"来治疗"喜极而疯"的方法是中医治疗这类疾病的传统有效方法,它的理论依据就是五行相生相克,"喜"五行属火,"恐"五行属水,水克火,因此以"恐"胜"喜",范进得的这种病在中医中称为情志病。

2. 苏东坡妙联巧对医

苏轼,号东坡居士,是北宋时期有名的文学大家,留下了很多经久不衰的文学作品,如《赤壁赋》《念奴娇·赤壁怀古》《水调歌头·明月几时有》等,被后人尊称为苏东坡。

苏轼不仅在文学方面有伟大成就,在医学方面也有很高造诣,人称"儒医"。他在杭州做官时,就致力于医学研究。当时杭州一带经常发生瘟疫,百姓死亡很多。为了把黎民百姓从痛苦的病魔中解脱出来,苏东坡从自己的俸禄中凑出了几十两黄金,在城里建了一座名叫"安乐"的诊所,专门为人看病,三年中就治愈了近千名病人。

传说在杭州城西有个庞家庄,庄主姓庞,名安时。庞安时性格豪爽,为人善良,喜欢帮助穷人,也是远近闻名的一位老中医。因为他也爱好吟诗作对,与人谈古论今,所以和苏东坡常在一起谈诗论对,切磋医学。

有一天苏东坡正坐在书房里阅读医书,外面仆人来报:"启禀大人,府外庞中医求见"。苏东坡忙说"有请"。庞中医在仆人的引领下来到书房门前,猛抬头,一眼看见门旁新挂了两只灯笼,他不由诗兴大发,随口吟出一上联:"灯笼笼灯,纸(枳)壳原来只防风。"苏东坡正好迎出门来,他听了略一沉思,立刻心领神会,随即续出下联:"架鼓鼓架,陈皮不能敲半下(夏)。"

二人相视大笑,一起走进后院。院子的中央有一个小花园,庞中医看见园中生长的翠竹葱绿茁壮,他灵机一动,赞叹道:"中暑最宜淡竹叶。"苏东坡随口对道:"伤寒尤妙小柴胡。"

两人在花园边坐下,仆人端来香茶,二人品茶聊天。他俩从名诗谈到名医,又从对联谈到医学,真是棋逢对手,喜结知音。

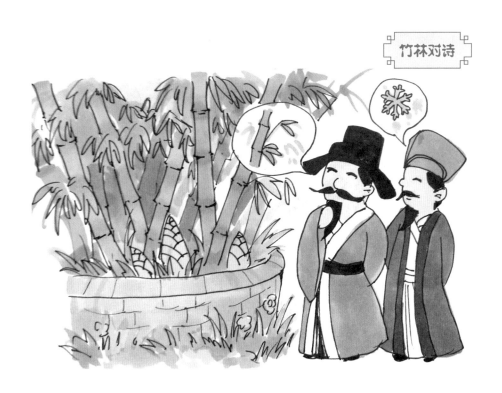

忽然,一阵微风拂过,送来阵阵花香,庞中医抬头一看,只见园中玫瑰正盛开,妩媚娇娆。他触景生情,又出一联:"玫瑰花开,香闻七八九里。"苏东坡听他又吟一联,未加思索也脱口而出:"梧桐子大,日服五六十丸。"

庞安时坐了一会儿,告辞出来,随口又出一联:"神州到处有亲人,不论生地熟地。"苏东坡含笑答道:"春风来时尽着花,但闻藿香木香。"

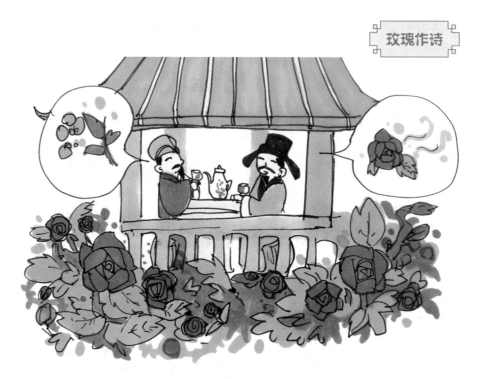

玫瑰作诗

七

现代的中医药

1. 近代中西医名家——张锡纯

张锡纯，字寿甫，河北盐山县人，是近现代中国中医学界的医学泰斗，中西医汇通学派的代表人物。

张锡纯出生在清朝后期，家里是书香门第。他年少时读书广泛，经史子集都有涉猎，十几岁时便能写出一手好诗，他的父亲曾说张锡纯将来可能会以诗成名，然而让张锡纯成名的，不是"诗"，而是"医"。张锡纯曾在读书后的闲余时间里跟随父亲学习中医，他在参加了第二次科举考试后，再次落第，但这时的张锡纯已经开始接触并学习西医和其他西方科学文化。

少年时代作得一手好诗

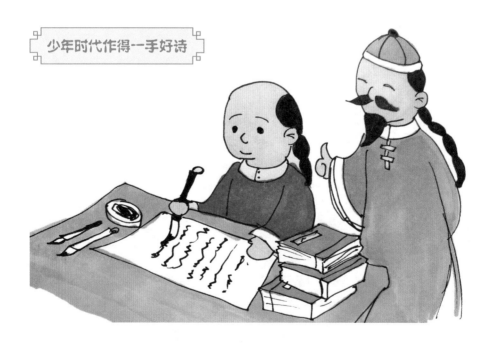

由于时代的影响，张锡纯产生了"衷（zhōng）中参西"的思想，即以中医为本、参考西医学知识作为中西医的结合方式。

在1900年前后，经过了十余年的学习、诊病过程，张锡纯的医学水平不断提升，"衷中参西"的思想也越来越成熟。由于张锡纯高超的医学水平和良好的治疗效果，他在国内医学界的名气也越来越大。

在将近50岁时，张锡纯写成了医学经典《医学衷中参西录》，这时，他已经在国内有了很大的名气。张锡纯还在辽宁沈阳创办了中国的第一家中医医院——"立达医院"，在天津创办了"国医函授学校"，培养了不少中医的后继人才。

张锡纯对待医学有着十分令人敬佩的实践精神，这主要表现在对药物的研究、临床的观察和病历的详细记录三方面，他认为，学医的"第一层功夫在识药性……仆（我）学医时，凡药皆自尝试。"张锡纯为了研究小茴香是否有毒，他不耻下问去请教厨师。其他有毒药物例如巴豆、硫黄、甘遂、细辛等，都亲自尝试过之后，才去给病人使用。

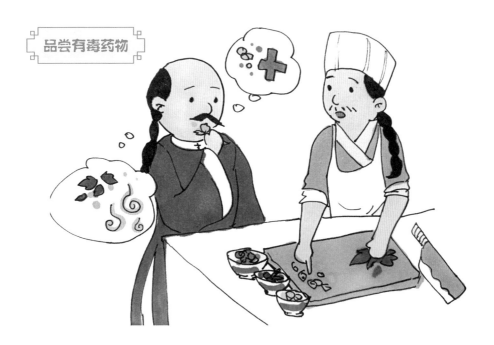

品尝有毒药物

在对中药的研究过程中,他反复尝试总结出了生山萸(yú)肉治疗危症、人参黄芪可用于利尿、白矾(fán)化痰清热等许多种中药的新用途,充分发扬了古人的学说,扩大了中药疗效,尤其是他对生石膏、山萸肉、生山药的研究,可谓前无古人。

《医学衷中参西录》是张锡纯一生教学、治病经验和心得的汇集,长达百万字,学医的人对这本书常常感觉百读不厌,书中的内容多为生动详细的实践记录和总结,涉及中西医基础和临床大部分内容,几乎无一方、一药、一法、一论不结合临床经验进行说明,也因此书中记载的一些药方,往往用起来效果非凡。这本书是学中医的人必读的一本书籍,曾有"第一可法之书""医家必读之书"的说法。

郭可明是建国初期河北省有名的中医大夫,他出身于中医世家,郭可明14岁跟随父亲学习中医,20岁在家乡为人治病,30岁时他来到石门(今石家庄市),开设了"碧云堂药房",在内科、外科、妇科、儿科等各方面都有很好的疗效。

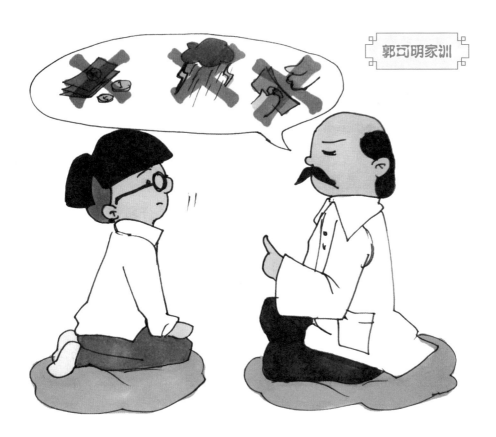

郭可明学医时，他的父亲家教很严，从小就以三条家训严格要求：第一，作为医生，不能嫌贫爱富，对穷苦病者要施舍药品；第二，不能贪图安逸，严冬降雪风雨之夜有求医者，多有急病，不可怠慢；第三，不得对病者言其所爱之物，不得索要钱物，出诊时，有牛车、轿车来接，不可径自先乘轿车，必分清先后，妥为安排。

这三条家训在郭可明一生行医过程中，始终恪守，并以此作为家传信律。良好的医德医风，为他未来的医学生涯奠定了坚实的基础。郭可明到石家庄行医时，凡是有贫穷的人求他治病，他常常免费诊治。如果有乞丐来找他看病，他不但施舍药品，往往还招待饭菜。

1954年，石家庄洪水泛滥，洪水过后流行性乙型脑炎暴发流行，死亡严重，在西医没有特效疗法的情况下，石家庄市卫生局紧急组织以郭可明为主治大夫的乙型脑炎科研治疗小组。

郭可明根据传统中医理论，用白虎汤、清瘟败毒饮和安宫牛黄丸等方剂，重用生石膏对疾病进行治疗，取得了令人满意的效果。1954年，治疗小组一共收治了31例乙型脑炎患者，没有一例死亡。1955年的治疗也获得了90%以上的治愈率。

郭可明等人治疗乙型脑炎取得的良好效果得到了卫生部的重视。1955年9月2日专门为此召开会议，确认了中医治疗乙型脑炎的显著疗效，并决定在全国范围内推行中医治疗乙型脑炎的方法，经过推广治疗，郭可明的神奇疗法在当时轰动全国，并得到了毛主席的亲切接见。

这之后，每逢乙型脑炎流行的季节，每当看到病人发高烧、昏迷、严重抽搐，郭可明大夫就会一连几个月，不分昼夜在病房抢救病人。每天只休息三四个小时，眼睛熬红了，人累瘦了，而无数的危重病人却得救了。

郭可明先生勤奋认真,阅读了大量医学专业书籍,尽管年龄已大,但仍手不释卷,勤奋好学的良好习惯使他获得了渊博的知识,掌握了丰富的治疗方法,他善于把所学的知识和临床密切结合起来,运用得心应手,擅长治疗内、外、妇、儿各科疾病,在晚年治疗各种急性病、疑难病也都取得了令人满意的临床效果。

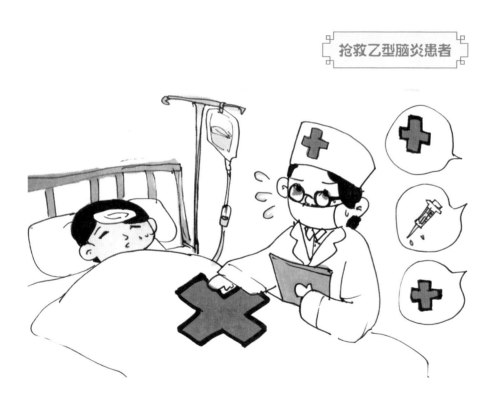

在精心研究、治病救人的同时,郭可明老先生还把自己的一些经验心得写成文字,他撰写了《麻疹的辨证论治》《郭可明医案》等论文30多篇,共20多万字,为后人留下了宝贵的财富。

　　郭可明先生的一些治疗经验让广大医务人员受益匪浅，高尚的医德也被大家尊崇。可以说，郭可明先生是中医精魂的凝聚者，是整个河北省中医药工作者的骄傲。

52检